Dr. Jürgen Weihofen   Angelika Finke

So schmeckt Afrika:

Rooibos

reizarmer Tee - nicht nur bei Allergien und Magenproblemen

Dr. Jürgen Weihofen Angelika Finke

So schmeckt Afrika:

Rooibos

reizarmer Tee - nicht nur bei Allergien und Magenproblemen

Originalausgabe

sanoform-Verlag

sanoform-Verlag
Dr. Jürgen Weihofen
Kölner Straße 33
53840 Troisdorf
Tel.: 02241-974126
Fax: 02241-72940
e-Mail: Dr.Weihofen@t-online.de

7. Auflage 2001
Dr. Jürgen Weihofen
Angelika Finke
Rooibos - reizarmer Tee -
nicht nur bei Allergien und Magenproblemen

Bildnachweis Umschlag: Anne Lichter

Gesamtherstellung: RMO, München
Printed in Germany 2001
ISBN 3-925502-06-8

Inhalt

Vorwort

Immer häufiger sind Menschen von Allergien betroffen. Entweder sind Nahrungsmittel selbst Auslöser für allergische Erscheinungen oder sie sind sogenannte Kreuzallergene. Ein großes Problem bei empfindlichen Menschen stellen die Getränke dar. Kaffee, zuckerhaltige Erfrischungsgetränke, aber auch viele Kräutertees enthalten oft zu viele Reizstoffe, werden nicht gut vertragen oder stören zum Beispiel homöopathische Therapien.

In diesen Fällen ist Rotbusch-Tee ideal. Der aus Südafrika stammende Rooibos-Tee wird weltweit zunehmend bekannter. Die Resonanz der betroffenen Patienten ist überraschend: Allergien gehen zurück, Verdauungsprobleme verschwinden und bei vielen verbessert sich das Hautbild sichtbar. Die weiteren Anwendungsfelder, von der Babyflasche bis zum täglichen Hausgetränk bei Herz-Kreislauf-Problemen, beschreibt dieses kleine Büchlein.

Ich danke Angelika Finke sowie meiner Mitarbeiterin Dipl. oec. troph. Marion Adler für die Unterstützung. Für mögliche Fehler bitte ich um Entschuldigung, über Hinweise freue ich mich ebenso wie über Zuschriften zu Erfolgen, die Sie persönlich mit Rooibos-Tee erzielt haben.

Troisdorf, Oktober 1999
Dr. Jürgen Weihofen

Zur siebten Auflage:

Ich bedanke mich bei den Lesern ganz herzlich, deren Interesse am Thema Rooibos innerhalb von zwei Jahren sechs Auflagen dieses Buches ermöglichte. Zur siebten Auflage habe ich den Text überarbeitet und aktualisiert. So wurde u.a. ein Kapitel über den unfermentierten „Grünen Rooibos“ bzw. „Greenbos“, aufgenommen, der neben der bisherigen roten Sorte langsam an Bedeutung gewinnt.

Troisdorf, August 2001
Dr. Jürgen Weihofen

Über die Autoren:

Dr. Jürgen Weihofen ist Diplom-Oecotrophologe, Dozent, Fachautor im Bereich Gesundheit und Ernährung. Er betreibt in Troisdorf eine Praxis für Ernährungsberatung.

Angelika Finke ist staatlich anerkannte Diätassistentin und Wirtschafterin. In beiden Berufen hat sie langjährige Erfahrung. Sie arbeitet jetzt als hauswirtschaftliche Leiterin in einem Wohnheim für geistig behinderte Erwachsene.

Hinweis:

Dieses Buch kann bei einer behandlungsbedürftigen Krankheit den Besuch eines Arztes oder Heilpraktikers nicht ersetzen. Die Anwendung der Informationen und Rezepte liegt in Ermessen und Verantwortung des Lesers, Verlag und Autoren können keine Haftung übernehmen.

Rooibos - mehr als roter „Blümchentee“?

Zuerst fällt beim Rooibos seine wunderschöne rubinrote Färbung ins Auge. Wenn man ihn davon angelockt trinkt, erweist er sich als erstaunlich wohlschmeckend, fruchtig-süß und erfrischend. Ihm fehlen quasi alle belastenden Inhaltsstoffe, er schmeckt mild ohne jede Spur von Bitterstoffen. Es ist deshalb kein Wunder, daß er im Bereich seines natürlichen Vorkommens - in der Nähe des Kap der guten Hoffnung in Südafrika - seit Jahrhunderten gerne und ausgiebig getrunken wird. Genauso einzigartig wie sein Vorkommen ist aber auch seine Wirkung auf die Gesundheit des Menschen der heutigen Zeit, denn Rooibos erweist sich aufgrund seiner Inhaltsstoffe als ein preiswertes Haus- und Heilmittel, das viele Gesundheitsprobleme der heutigen Zeit anspricht.

Die Inhaltsstoffe des Rotbuschtees stärken als Fänger freier Radikale die Abwehrkräfte des Körpers und aktivieren seine Selbstheilungskräfte. Er wirkt antibakteriell, antiallergisch, stimmungsaufhellend, ist dabei aber koffeinfrei und sehr reizarm, was ihn zu einem idealen Getränk für empfindliche Menschen macht. Außerdem wird er auch sehr gerne von Kindern getrunken. Man kann ihn gut mit anderen Haus- und Gesundheitstees mischen, unendlich kombinieren und würzen. Seine Inhaltsstoffe wirken positiv auf das Immunsystem, bei Allergien, bei Problemen von Haut und Verdauungssystem sowie Herz-Kreislauferkrankungen. Damit ist er wahrlich viel mehr als ein „Blümchentee", hat dabei aber mit diesen den Vorteil gemein, frei zu sein von Risiken und Nebenwirkungen. Nicht zuletzt deshalb erfreut sich Rooibostee wohlbegründet weltweit zunehmender Beliebtheit. Zunehmend wird auch die unfermentierte Variante „Greenbos" entdeckt und kommt als Alternative auf den Markt - ähnlich wie der Grüntee dem Schwarztee folgte.

In der Praxis erweist sich Rooibos als sehr anspruchslos. So wie der Busch als Volksgetränk im besten Sinne des Wortes von jedem Südafrikaner nach Gutdünken zubereitet werden kann, so problemlos ist er in der Anwendung und Zubereitung für alle, die ihn nutzen wollen. Man kann ihn sowohl morgens wie abends trinken, unterschiedlich lange ziehen lassen, mehrmals aufgießen und sowohl heiß wie kalt genießen.

Der Ursprung: traditionelle afrikanische Heilkunst

Schon immer nutzten die Menschen den Reichtum der Natur, um gesund zu werden oder zu bleiben. Besonders der Reichtum der Pflanzenwelt regte zum Ausprobieren an. Die schon von den Chinesen vor 5000 Jahren erforschten Wirkungen der Pflanzen ist ein Beweis von vielen. Gleiches gilt für Ägypten, das Zweistromland, für Indien; alle alten Kulturen besaßen ein fundiertes Wissen über das Wesen der Natur und nutzten ihre Erkenntnisse auch in der Heilkunde.

Im abendländischen Kulturkreis sind die bekanntesten Heiler und Erforscher der gesundheitlichen Wirkungen der Pflanzenwelt Hippokrates (um 400 vor Christus), Galenos (zweites Jahrhundert nach Christus) sowie Paracelsus und Hildegard von Bingen im Mittelalter.

Von den Europäern wird der afrikanische Kontinent hinsichtlich der traditionellen Heilweisen oft vernachlässigt. Vielleicht liegt das daran, daß es hier keine schriftlichen Überlieferungen gibt. Weise Medizinmänner gaben ihren Schatz an Erfahrungsheilkunde nur mündlich weiter und es ist entsprechend mühsam, diesen Schatz zu heben.

Die Heilkunde der afrikanischen Völker hat ihren Ursprung oft in der genauen Beobachtung der Wirkungen der verschiedenen Pflanzen. „San“ ist die Bezeichnung für die Ureinwohner Südafrikas. Die von den Europäern auch „Buschmänner“ genannten Völker waren nomadisierende Jäger und Sammler und lebten schon vor 40.000 Jahren im Südwesten Südafrikas. Vom heutigen Botswana aus zogen die Khoikhoi wahrscheinlich vor 2000 Jahren in die Kapprovinz, wo sie auf die San trafen. Europäische Kolonisten nannten die Halbnomaden abfällig „Hottentotten“. Beide Gruppen verband ein enges Beziehungsgeflecht, so daß sie heute den gemeinsamen Namen Khoisan tragen.

Sehr wahrscheinlich haben sie ihre unterschiedlichen Erfahrungen bei der Behandlung der verschiedenen Alltagsbeschwerden ausgetauscht, zu denen auch die Bekämpfung von Erkrankungen gehörte. Die Ureinwohner der Südspitze Afrikas, San und Khoikhoi, nutzten die Rooibospflanze, um aus ihr einen schmackhaften Kräutertee zu erzeugen, der nicht nur den Durst löschte, sondern auch bei zahlreichen gesundheitlichen Problemen hilfreich war.

Die Idee: die Natur hilft am besten

Die typische Vegetation des Kaplands ist der Fynbos, auch Kapflora genannt, der weite Flächen des Landes wie einen Teppich bedeckt und weltweit einzigartig nur dort vorkommt. Er erstreckt sich von Kapstadt aus nach Norden entlang der Westküste Südafrikas und der dahinterliegenden Gebiete. Bodendeckende und bis in Höhen von zwei Metern wachsende immergrüne Sträucher wechseln sich ab. Fynbos bedeutet „feiner Busch“ und bezieht sich darauf, daß die meisten seiner Vertreter kleine, schmale Blätter aufweisen.

Der Fynbos ist mindestens genauso einzigartig wie der Regenwald Südamerikas, in dem noch heute immer wieder Pflanzen entdeckt und erforscht werden, die für die moderne Medizin wichtige Wirkstoffe enthalten.

Während sich im Regenwald Südamerikas etwa 400 verschiedene Pflanzenarten pro 10.000 Quadratkilometer finden lassen, beherbergt der Fynbos auf gleicher Fläche über 1.300 verschiedene Spezies. Insgesamt sind im Fynbos, auch „Cape Floral Kingdom“ genannt, bisher 8.000 Pflanzenarten gefunden worden. Welche Reichtümer dort bei systematischer Erforschung noch entdeckt werden können, läßt sich heute kaum erahnen.

Zum Glück steht uns ein gehobener Schatz der Kapflora schon zur Verfügung, der Rooibosstrauch, dessen heilsame Wirkungen in Südafrika zuverlässig erforscht und belegt wurden.

Der Stammbaum, botanisch betrachtet

Die Rooibospflanze wächst ausschließlich im Winterregengebiet der südafrikanischen Kapprovinz, etwa 200 Kilometer nördlich von Kapstadt, nämlich in den Cedarbergen und im Gebiet der Gebirge des Olifants River, die bis zu 2.000 Meter hoch sind. Der Rooibosstrauch benötigt einen tiefgründigen, durchlässigen, sandhaltigen Boden, einen relativ kühlen, feuchten Standort und ein gemäßigtes Klima; Bedingungen, wie sie nur im Südwesten Südafrikas, nämlich in der Kapprovinz, in frostfreien Höhenlagen über 450 Metern, gegeben sind.

Durch den stetig wehenden Wind wird die Feuchtigkeit des Atlantiks über die Gebiete der Kapprovinz verteilt, wodurch die Sommer nicht so heiß und die Winter nicht so kalt sind. Sonnige Sommer mit Höchsttemperaturen von 26

Grad kennzeichnen das Klima am Westkap. Oft ist es sogar sehr windig, der aus südöstlicher Richtung blasende „Cape Doctor“ kann dann Sturmstärke erreichen. Die Winter sind im allgemeinen mild mit Tagestemperaturen von 17 Grad, nachts wird es nicht kälter als fünf Grad. Nur in höheren Lagen der Gebirge kann es schon mal Frost und auch gelegentlich Schneefall geben.

Wie sieht der echte Rooibosstrauch aus?

Rooibos ist ein immergrüner, stark verzweigter, buschiger Strauch, der wildwachsend ein bis zwei Meter hoch wird. In Plantagen erreicht er eine Höhe von 40 bis 80 cm. An den schlanken, rutenförmigen Zweigen sitzen die wie Kiefernnadeln aussehenden, weichen Blätter, die nur etwa einen Millimeter breit, aber 60 mm lang sind. Im afrikanischen Volksmund wurde Rooibostee deshalb Nadeltee oder Buschtee genannt.

Im Oktober erscheinen zahlreiche kleine, goldgelbe, an blühenden Ginster erinnernde Blüten. Nach dem Verblühen bildet sich eine kleine erbsenförmige Hülle aus, die einen einzigen, winzigen, hellgelben, hartschaligen Samen enthält.

Botanisch gehört Rooibos zur Familie der Leguminosen, den Hülsenfrüchten. In Südafrika gedeihen über 250 Aspalathusarten, von denen aber nur der durch Kreuzungen speziell herangezüchtete „Aspalathus linearis“ völlig unbedenklich ist und für die Rooibos-Teeproduktion angebaut und verarbeitet wird. Die heute in den Plantagen kultivierten Pflanzen sind genetisch nicht einheitlich, obwohl sie alle den begehrten Rooibostee liefern. Sie sind unterschiedlich in der Ertragsmenge, der Lebensdauer und der Widerstandskraft gegen Schädlinge und klimatische Schwankungen.

Generell gilt jedoch, je höher das Anbaugebiet liegt, desto besser ist die Qualität des Tees, und zwar geschmacklich wie auch in Bezug auf den Wirkstoffgehalt.

Der Tee mit den vielen Namen

Rooibos heißt in Afrikaans einfach Rotbusch. Im Ausland wird er auch als Redbush bezeichnet, häufig werden auch Phantasienamen verwendet. Seit Jahrzehnten ist er in Deutschland auch als „Massai-Tee“ auf dem Markt.

Im Laufe der Jahrhunderte hatte der Rooibosstrauch viele verschiedene lateinische Namen: Die älteste Bezeichnung stammt aus dem Jahr 1768 (Psoralea linearis), im 19. Jahrhundert wurde er viermal umbenannt und zu Anfang dieses Jahrhunderts noch zweimal (1912 und 1917). Dieses hin und her der botanischen Bezeichnung endete erst 1963, als der Rooibosstrauch endgültig den offiziellen botanischen Namen „Aspalathus linearis" erhielt.

Die Geburtsstätte: Land am Kap der guten Hoffnung

Ende des 18. Jahrhunderts (von 1770 bis 1779) unternahm der Botaniker Carl Thunberg in Europa, Asien und Afrika zahlreiche Forschungsreisen. Er war der erste Wissenschaftler, der über den Gebrauch von Rooibos-Tee schrieb.

Bei einer seiner Expeditionen, die ihn nach Südafrika führte, entdeckte er 1772, daß die Ureinwohner des südwestlichen Kaplands, die Khoisan, ein köstliches, heißes Getränk von rubinroter Farbe aus einem struppigen Nadelgewächs zubereiteten. Während der warmen Sommermonate hackten die Khoisan mit einer Axt die Äste des überall im Fynbos wild wachsenden Rooibosstrauches ab. Die Zweige wurden mit einem Holzhammer zerkleinert und ausgebreitet an der Luft getrocknet. Dann schütteten die Khoisan dieses Gehäcksel in eine der Sonnenglut ausgesetzte felsige Mulde, wie sie allerorten in den Bergen des Kaplands anzutreffen sind.

Durch die Hitze der Sonne war das Gestein so aufgeheizt, daß das Trockengut schnell zu schwitzen begann. Bevor es anfing zu gären, bereiteten die Ureinwohner des südafrikanischen Kaplands daraus ihren wohlschmeckenden und erfrischenden Rooibos-Tee.

Anfänge des Handels mit Rooibostee

Die Ureinwohner nutzten den Rooibosstrauch ausschließlich für den Eigenbedarf, denn weshalb sollten sie damit handeln, wo doch der Rotbusch überall in der Region wild wuchs und jeder ihn nutzen konnte?

Um 1900 kam der russische Kaufmann und Teehändler Benjamin Ginsberg in die Kapprovinz und begann einen schwunghaften Handel mit Rooibos-Tee. 1904 verteilte er in Kapstadt Rooibos-Teepäckchen, ein genialer und geradezu modern anmutender Werbegag, denn so wurde der Rooibos-Tee auch in der weißen Bevölkerung bekannt und beliebt.

Bald konnte der Bedarf durch den wildwachsenden Rooibosstrauch nicht mehr gedeckt werden, so daß man ihn schon in den dreißiger Jahren des zwanzigsten Jahrhunderts kommerziell in Plantagen anbaute. Voraussetzungen hierzu schuf der Arzt und Botaniker Dr. Petter le Fras Nortier, denn er erkannte die wirtschaftliche und medizinische Bedeutung des Rooibosstrauches. Zusammen mit den Farmern der Kapberge züchtete er durch Kreuzungen der verschiedenen Rooibosarten die noch heute kultivierte, einzigartige Rooibospflanze.

In Anerkennung seiner Arbeit hieß der Rooibosstrauch bis 1963 botanisch „Aspalathus Nortiera linearis“. Rund um seinen Wohnort Clanwilliam entwickelte sich das Hauptgebiet des Rotbuschanbaus. Nach einer euphorischen Entwicklung gab es Anfang der fünfziger Jahre einen Rückschlag, da aufgrund steigenden Angebots und noch geringem Export die Preise zusammenfielen. Im Jahre 1954 wurde daraufhin die staatliche Organisation „Redbos-Tea-Control-Board“ damit betraut, Produktionsmengen sowie Hygiene und Qualität zu überwachen. Aus dieser staatlichen Organisation entstand

1993 die privatisierte Firma Rooibos Limited in Clanwilliam, heute der größte Verarbeiter und Exporteur von Rotbuschtee. Sie exportiert in über 100 Länder; auch in Deutschland ist Rotbusch inzwischen in Reformhäusern, Naturkostgeschäften und Teeläden in einer Vielzahl an Sorten und Mischungen erhältlich.

Anbau und Verarbeitung

Der Rooibos-Samen hat eine sehr harte Schale, die mechanisch bearbeitet werden muß, damit das Samenkorn überhaupt lohnenswert auskeimt. Dadurch wird das Keimpotential von 25 bis 30 Prozent auf 85 bis 95 Prozent gesteigert. Auf diese Art und Weise vorbereitet reicht ein Kilogramm Samen für etwa 80 Hektar Anbaufläche.

Aussaat

Im Februar/März werden die vorbehandelten Samen in breiten, geraden Furchen, die etwa einen Meter breit sind, einen Zentimeter tief und mit einem Abstand von 10 cm einzeln ausgesät. Sie müssen gründlich und regelmäßig gewässert werden, und schon nach vier bis sechs Tagen zeigen sich zwei Samenblättchen. Bei diesen Ausführungen ist zu berücksichtigen, daß in Südafrika Winter ist, wenn bei uns Sommer ist und umgekehrt.

Stecklinge

Bis zum Juni/Juli haben sich aus den winzigen Samenkörnern 10 bis 20 cm hohe Pflänzchen entwickelt, die nun mit einem Abstand von einem Meter in Furchen umgesetzt werden. Die schnurgeraden Reihen sind zwei Meter voneinander entfernt, damit der Rooibos-Tee später problemlos geerntet werden kann.

Durch die Regenzeit der Wintermonate wurde der Boden optimal für das weitere Wachstum vorbereitet, so daß die Sämlinge auch an ihrem neuen Standort ideale Bedingungen vorfinden.

In Gebieten mit hohen Niederschlagsmengen wird eine zweite Aussaat im Juni/Juli möglich, so daß diese ausgekeimten Samen dann im Oktober/November umgepflanzt werden.

Vorbereitung

In der Zeit von April bis September bzw. August bis Dezember (bei einer zweiten Aussaat) des folgenden Jahres werden die Rooibospflanzen auf eine Höhe von 30 cm zurückgeschnitten, um ein volleres Wachstum und damit verbunden einen höheren Ernteertrag zu erzielen.

Durch das Zurückschneiden treibt der Rooibosstrauch erneut aus und ist buschiger und dichter mit den nadelförmigen Blättchen besetzt, als wenn er wild heranwachsen würde. Insgesamt dauert es nach dem Auspflanzen der Sämlinge noch 18 bis 24 Monate, bis der Rooibosstrauch eine Höhe von 40 bis 80 cm erreicht hat und zum ersten Mal zu Tee verarbeitet werden kann.

Ernte

Geerntet wird von Januar bis März und, falls klimatisch bedingt eine zweite Aussaat möglich war, von Juni bis August. Ein Rooibosstrauch wird in den Plantagen durchschnittlich sieben bis zehn Jahre lang kultiviert.

Etwa zwei Finger breit über der 30-cm Marke, an der die Pflanze zurückgeschnitten wurde, werden ihre Zweige und Triebe mit einer Sense oder maschinell abgehackt. Für den Transport werden sie akkurat und vorsichtig zu Bündeln gepackt und dann mit LKWs an den Ort der

Weiterverarbeitung gefahren. Dort zerkleinern speziellen Maschinen die Rooiboszweige in fünf Millimeter lange Stückchen.

Zur Gewinnung von Rooibostee werden also die Nadeln, das Holz und die Rinde der Stiele verarbeitet, was sein ungewöhnliches Aussehen erklärt. Die strengen Kontrollen durch Rooibos Ltd. gewährleisten, daß nur der echte Rotbusch und keine anderen Aspalathusarten verwendet werden.

Zum Teil wird Rooibos auch nach international gültigen Richtlinien des ökologischen Anbaus erzeugt. Entsprechend zertifizierter Tee ist in Reformhäusern und Naturkostgeschäften erhältlich. Dort wird auch fündig, wer den unfermentierten „Greenbos“ sucht.

Verarbeitung

Der gehackte, frische Tee wird nun bis zu 30 cm dick auf ein Transportband geschüttet und mit speziellen Gummiwalzen weiter zerkleinert, wobei er ständig gerüttelt wird. Die mechanische Zerstörung der Pflanzenzellen ist Voraussetzung für die anschließende Fermentation.

Fermentation

Zur Fermentation werden die Blattstückchen zunächst in langen Reihen mit etwa 50 Zentimeter Höhe und einem Meter Breite aufgehäufelt. Anschließend leitet die Zugabe von Wasser den Umsetzungsprozeß, auch Fermentation genannt, ein.

Fermentation bedeutet, daß die Inhaltsstoffe der Rooibosnadeln und –stückchen bei einer bestimmten Temperatur in Gegenwart von Feuchtigkeit und dem Sauerstoff der Luft oxidieren. Dabei läuft eine chemische Reaktion ab, bei der Energie in Form von Wärme freigesetzt und Inhaltsstoffe ganz natürlich ab- und aufgebaut werden. So bilden sich phenolische Säuren, die u.a. die Heilkraft des Rooibostees bewirken, während sich parallel die eher belastenden Tannine der rohen Rooibosnadeln reduzieren.

Jedes einzelne Blatt des Rooibosstrauches enthält unfermentiert etwa vier Prozent Tannine. Tannine sind unter dem Mikroskop als weiße Kristalle zu erkennen und gehören zur Gruppe der Polyphenole.

Farbe und Geschmack

Während der Fermentation werden die abgebauten Tannine in Geschmacksstoffe umgewandelt, durch die der Rooibostee sein unverwechselbares fruchtig-süßes Aroma erhält. Gleichzeitig verändert sich auch der Farbton der gärenden Rooibosmasse. Im Verlauf der enzymatischen Umwandlung der Tannine wechselt sie von grünlich über orange-grün zu braun, bis die dunkle, rubinrote Farbe anzeigt, daß der Prozeß der Fermentation abgeschlossen ist.

Dies ist bereits nach wenigen Stunden der Fall. Dann muß der Prozeß sofort abgebrochen werden, um zu verhindern, daß der Rooibostee an Qualität verliert, was sich durch eine dunkle, bräunliche Farbe und einen muffigen Geschmack bemerkbar machen würde.

Zum Abschluß der Verarbeitung werden die Teestückchen schonend getrocknet und die Restfeuchtigkeit kontrolliert, damit eine gute und hygienische Haltbarkeit gewährleistet ist. Mögliche Verunreinigungen werden ausgesiebt, anschließend der Tee mit Heißluft behandelt, was einen Schutz vor Schädlingsbefall bewirkt.

Qualitativ hochwertiger Rooibostee hat eine rubinrote Farbe und einen weichen, schwach süßlich-erdigen, aromatischen Geschmack, der irgendwo zwischen Schwarz- und Kräutertee anzusiedeln ist. Er ist reich an flüchtigen Geruchsbestandteilen und verbreitet besonders bei hohen Temperaturen einen fruchtigen und honigähnlichen Duft.

Für viele ist er deshalb interessant, weil er bereits leicht süßlich schmeckt und deshalb im Vergleich zu Kaffee oder schwarzem Tee kaum oder nur wenig gesüßt werden muß. Das spart auf die Dauer eine Menge an Kalorien und erleichtert deshalb, das Körpergewicht zu halten oder zu reduzieren.

Guten Rooibostee erkennen Sie schon mit bloßem Auge an seinem Aussehen. Er besteht aus bis zu höchstens ein Millimeter dicken und drei bis vier Millimeter langen Nadeln und Stielen. Vereinzelt dürfen auch einige kleine helle, holzige Rinden- und Aststückchen vorkommen. Allerdings darf er keine vergilbten Beimengungen enthalten. Qualitativ hochwertiger Rooibostee hat außerdem eine dunkle, rotbraune Farbe.

Neben losem Tee gibt es Rooibos auch in Filterbeuteln zu kaufen. Sofern diese Beutel in Südafrika oder von namhaften Teeimporteuren abgefüllt wurden, kann man auch bei Teebeuteln von einer guten Qualität ausgehen. Letztlich zeigen Farbe und Geschmack des Teeaufgußes, ob der Inhalt sein Geld wert war.

Sehr beliebt ist aromatisierter Rooibos-Tee. Bekannt sind Sorten mit Orangenöl, Lemongras, Zimt, Vanille oder Karamel. Der Phantasie der Teeanbieter sind beim Rooibos kaum Grenzen gesetzt. So findet man fast alle Fruchtsorten, auch in Kombination mit Sahne, Schoko-Minz oder Weihnachtsgewürzen. Man sollte allerdings darauf achten, daß nur natürliche Aromen verwendet werden.

Die unfermentierte Variante: Greenbos

Schwarzer Tee wird vor allem wegen seiner geschmacklichen Noten, die erst durch die Fermentation entstehen, gerne getrunken. Der unfermentierte Grüntee hat einen wesentlich feineren Geschmack, dafür aber größere gesundheitsfördernde Eigenschaften, weil wichtige Inhaltsstoffe durch die Fermentation verloren gehen. Ähnlich verhält es sich mit Rooibos. Hier stehen wir allerdings erst am Beginn der Entdeckung der unfermentierten Variante. Während es in Asien eine lange Tradition des Grüntee-Trinkens gibt, scheint eine vergleichbare Tradition in Südafrika bei Rooibos nicht vorzuliegen. Die Beschäftigung der Wissenschaft mit den wertgebenden Inhaltsstoffen hat erst dazu geführt, daß die Erzeuger in Südafrika Rooibos auch als unfermentierte Variante anzubieten.

Für dieses neue Produkt hat sich noch kein einheitlicher Name etabliert. Die Anbieter bezeichnen ihn als „Grünen Rooibos“ oder als „Greenbos“. Die erste Bezeichnung enthält einen Widerspruch in sich, denn sie besagt ja nichts anderes als „Grüner Rotbusch“. Konsequenterweise müßte man dann auch „Roter Rooibos“ zur fermentierten Qualität sagen. „Greenbos“ erscheint auch nicht gerade als konsequent, denn es ist eine Kombination aus dem englischen „Green“ und „Bos“ aus Afrikaans. Da jedoch jeder auf Anhieb versteht, was damit gemeint ist, wird sich diese Bezeichnung wohl durchsetzen.

In Rooibos findet man in der Gruppe der antioxidativ wirkenden Inhaltsstoffe das Aspalathin, welches bisher nur in dieser Pflanze nachgewiesen wurde. Untersuchungen der deutschen Wissenschaftler Prof. Dr. Hartwig Schulz, Dr. Boris Steuer und Dr. Wolfgang Schütze haben gezeigt, daß der Anteil von Aspalathin durch die Fermentation auf etwa ein Zehntel zurückgeht. Nun bedeutet das nicht, daß Greenbos eine 10 mal größere Wirkung entfaltet wie Rooibos, denn andere Wirkstoffe wie zum Beispiel die Flavonole bleiben in unveränderter Konzentration erhalten. Die Gesamtwirkung des Tees kann auch nicht an einem oder zwei Wirkstoffen festgemacht werden. Wir stehen erst am Anfang der Entdeckung von Grünem Rooibos und sollten deshalb keine übereilten Qualitätsabstufungen vornehmen. Ein Vergleich mit Schwarz- und Grüntee läßt jedoch erwarten, daß unfermentierter Rooibos in Zukunft an Stellenwert gewinnen wird. Wem es um die gesundheitliche Wirkung von Rooibos geht, sollte sich deshalb umschauen nach Greenbos, dem unfermentierten Roibos. Durch die fehlende Fermentation hat der Tee eine hellbraune, z.T. an Stroh erinnernde Farbe, der Aufguß ist hellgrün bis goldgelb und hat einen sehr feinen Geschmack. Greenbos wird deshalb noch lieber als Rooibos in Mischungen getrunken.

Süßung: so natürlich wie möglich

Verzichten Sie auf Zucker, um Ihren Rooibostee zu süßen, denn der menschliche Organismus braucht ihn nicht. Es ist gleich, ob der Zucker weiß oder braun ist, ob er aus Zuckerrüben oder aus Zuckerrohr hergestellt wurde, er liefert nur leere Kalorien und hat keinerlei gesundheitlichen Wert, im Gegenteil!

Rooibostee schmeckt von Natur aus schon leicht süßlich, vielleicht reicht Ihnen diese Süße ja aus. Wenn nicht, versuchen Sie doch einmal eine kleine Beimischung von Süßholz. Die Süßholzwurzel enthält natürliche Verbindungen, die süß schmecken. Eine kleine Beimengung reicht, und der süßliebende Geschmack ist ohne Kalorien befriedigt. Der leichte Beigeschmack nach Lakritze wird oft zusätzlich gelobt.

Wenn Sie den Rooibos-Geschmack gerne etwas intensiver wahrnehmen möchten, unterstützen Sie den gesundheitlichen Wert mit natürlichen Süßungsmitteln, wie die Natur sie liefert. Das sind Honig, Agavendicksaft, Apfeldicksaft und Birnendicksaft.

Honig

Neuere Forschungsergebnisse haben gezeigt, daß Honig antibakteriell wirkt. Auch Rooibostee enthält Verbindungen, die bakterienfeindlich sind. Beim Süßen mit Honig erhöhen Sie also noch diesen Effekt, was sich wohltuend auf Schleimhäute und Magen auswirkt.

Je nach dem, von welchen Blüten die Honigtracht stammt, ist sein Geschmack ganz unterschiedlich. Er reicht von lieblich-süß (Tracht von Sommerwiesen) über harzig (Wald- oder Tannenhonig) bis hin zu ausgeprägt gewürzig (Thymian- oder Lavendelhonig). Es gibt auch Sorten, die einen ganz besonderen Eigengeschmack haben, wie z.B. Heidehonig. Andere Honigsorten besitzen einen neutralen Geschmack, beispielsweise Akazien-, Klee- oder Rapshonig.

Mit Honig steht Ihnen also nicht nur ein vollwertiges Nahrungsmittel zur Verfügung, sondern auch ein sehr variables Würzmittel. Denn je nach dem, welche Honigtracht Sie zum Süßen gebrauchen, können Sie das Aroma des Rooibostees Ihrem Geschmack anpassen.

Dicksäfte

Mit den Dicksäften aus Agaven, Äpfeln oder Birnen bietet uns die Natur weitere hochwertige Süßungsmittel. Sie sind durch Wasserentzug hoch konzentriert und bestehen fast hundertprozentig aus Fruchtzucker. Fruchtzucker wird größtenteils insulinunabhängig direkt in der Leber verstoffwechselt, so daß diese Süßungsmittel in Maßen auch für Diabetiker geeignet sind.

Agavendicksaft hat einen neutralen Geschmack, Apfel- und Birnendicksaft bringen das charakteristische fruchtig-frische Aroma von Äpfeln oder Birnen mit.

Inhaltsstoffe

Rooibostee ist ein erfrischendes, außergewöhnliches Getränk mit charakteristischem Eigengeschmack, welches nicht nur einen großen Genußwert besitzt, sondern auch einen sehr hohen gesundheitlichen Stellenwert in der täglichen Ernährung und der Fürsorge für den Körper hat. In den letzten Jahrzehnten wurde besonders in Südafrika und Japan die Wirkung der Inhaltsstoffe des Rooibostees erforscht.

Rooibostee enthält eine Fülle von Mineralien, Flavonen, Flavonoiden, Phenolsäuren, Rutin, ätherischen Ölen und Antioxydantien, die für die menschliche Gesundheit äußerst wichtig sind. Er ist deshalb ein ideales Getränk für die vollwertige Ernährung.

Der frisch geerntete Rooibostee liefert eine nicht unerhebliche Menge an Vitamin C. Leider wird Vitamin C durch den Sauerstoff der Luft, durch Hitzeeinwirkung und langes Lagern abgebaut. Der fermentierte und getrocknete Rooibostee enthält deshalb so wenig Vitamin C, daß es für die Versorgung des menschlichen Körpers keine ausschlaggebende Rolle spielen kann.

Im Gegensatz zum handelsüblichen schwarzen Tee enthält Rooibostee kein Koffein und nur geringe Mengen des Gerbstoffes Tannin. Er ist deshalb besonders beliebt bei Menschen, die Koffein nicht zu sich nehmen möchten oder sehr empfindlich auf Reizstoffe reagieren. Das Fehlen des Tannins hat den Vorteil, daß Rooibos die Versorgung des Körpers mit Eisen nicht behindert. Insgesamt ist der Rotbuschtee gut verträglich und das ideale Getränk bei einer laufenden homöopathischen Behandlung.

Wissenschaftliche Analysen der Firma Rooibos Limited, Clanwilliam, Südafrika, ergaben, daß eine Tasse Rooibostee (3 Gramm Tee auf 200 ml Wasser) die folgenden Mineralstoffe und Spurenelemente enthält:

Calcium (Tagesbedarf: 800 mg)	1,09 mg
Magnesium (Tagesbedarf: 300 mg)	1,57 mg
Eisen (Tagesbedarf: Männer 10 mg, Frauen 18 mg)	0,07 mg
Kupfer (Tagesbedarf: 3 mg)	0,07 mg
Mangan (Tagesbedarf: 5 mg)	0,04 mg
Zink (Tagesbedarf: 15 mg)	0,04 mg
Fluor (Tagesbedarf: 1 mg)	0,22 mg
Natrium (Tagesbedarf: 2 g)	6,16 mg
pH-Wert	(schwach sauer) 5,3

Mineralstoffe und Spurenelemente

Mineralstoffe und Spurenelemente sind chemische Verbindungen, die in der täglichen Ernährung enthalten sein müssen, damit der Körper gesund bleibt. So sind Calcium, Magnesium, Fluor und Mangan notwendig für den Stoffwechsel der Knochen und Zähne, Natrium und Kalium regulieren den Wasserhaushalt und den osmotischen Druck in den Zellen und Körperflüssigkeiten (Blut, Lymphe etc.), Magnesium wird auch für ein stabiles und gesundes Nervensystem gebraucht, Eisen für den Transport des Sauerstoffs im Blut benötigt, Zink für verschiedene Wachstumsprozesse des Körpers und für eine gesunde Haut.

Alle Spurenelemente sind in einer ausgewogenen Balance in die Stoffwechselprozesse des Körpers eingebunden. Auch wenn im Rooibostee keine sensationellen Mengen an Spurenelementen enthalten sind, unterstützen sie doch hervorragend die Gesundheit des Körpers.

Rooibostee enthält noch eine Reihe weiterer Substanzen, zum Teil in einzigartiger Weise. Dazu gehören vor allem die antioxidativen Stoffe Flavone und Flavonoide, von denen acht im Rooibostee vorliegen. Außerdem enthält er ätherische Öle und Gerbstoffe.

Flavone und Flavonoide

Flavone und Flavonoide gehören zur Stoffgruppe der Glycoside. Glycoside sind Verbindungen aus einem Zucker (=Glucose) und einem anderen Stoff, dem Aglycon. Das Aglycon bestimmt die jeweilige Wirkung.

Flavone und Flavonoide sind pflanzliche Farbstoffe, die sehr unterschiedliche Eigenschaften besitzen. Sie haben eine antioxidative Wirkung, stärken das Immunsystem, wirken entzündungshemmend und regulieren den Blutdruck.

Im Rooibostee sind sie in bemerkenswerter Fülle und Vielfalt vorhanden. Die wichtigsten sind Aspalathin, Nothofagin, Quercetin, Isoquercetin, Luteolin, Orientin, Isorientin und Rutin.

Aspalathin ist ein Flavonoid und benannt nach der lateinischen Bezeichnung Aspalathus für die Gruppe von Pflanzen, zu denen der Rooibosstrauch gehört. Bisher konnte man Aspalathin alleine in Rooibos nachweisen, so daß man am Gehalt dieses Flavonoids Rooibos auch eindeutig bestimmen kann.

Ätherische Öle

Ätherische Öle sind stark riechende, leicht flüchtige, dünnflüssige, ölige Stoffe. Ihr nichtflüchtiger Anteil enthält Farbstoffe, zum Beispiel Flavone und Flavonoide, Gerbstoffe, Bitterstoffe oder Scharfstoffe. Sie kommen in vielen Pflanzen vor und ihre Heilwirkungen sind sehr vielfältig. Innerlich angewendet haben die ätherischen Öle eine krampflösende, desinfizierende, entzündungshemmende, verdauungsfördernde oder appetitanregende Wirkung.

Gerbstoffe

Gerbstoffe wirken zusammenziehend, sie überführen Eiweiße und eiweißhaltige Verbindungen in unlösliche Stoffe. Sie waren früher die einzigen Mittel, mit denen Leder gegerbt und dadurch haltbar gemacht wurde. Im menschlichen Körper ist die Wirkung stark von der Dosis und der Häufigkeit der Zufuhr abhängig. In größeren Mengen wirken die Gerbstoffe reizend auf Magen und Darm und können bei Dauergebrauch sogar Obstipation (Verstopfung) oder Leberschäden verursachen.

Rooibostee enthält nur eine geringe Menge an Gerbstoffen, die, wie im schwarzen Tee oder im Rotwein, als Tannin vorkommen. Tannin behindert die Aufnahme von Eisen und Calcium aus dem Blut. Während in schwarzem Tee zwischen 12 und 15 Prozent Tannine enthalten sind, liefert fermentierter Rooibostee nur etwa 1 Prozent (bei unfermentiertem Greenbos liegt der Anteil höher). Die geringe Menge an Tannin im Rotbuschtee hat eine wohltuende Wirkung auf das Magen-Darm-System, weil es entzündungshemmend, krampflösend und schwach antibakteriell wirkt. Außerdem ist das Tannin zugleich ein Aromastoff, der den erfrischenden Geschmack des Rooibostees mitbestimmt.

Rooibostee ist frei von belastenden Stoffen und hat keine schädlichen Nebenwirkungen. Rooibostee enthält keine Oxalsäuren und kann deshalb unbedenklich auch von Menschen getrunken werden, die an Nierensteinen oder Nierengrieß leiden. Obendrein enthält Roiboostee kein Koffein bzw. Thein, wie das Koffein des schwarzen Tees auch genannt wird.

Wirkungen von Koffein

Im Übermaß getrunken, hat Koffein nämlich eine Reihe schädlicher Auswirkungen auf den Körper:

- Es wirkt aufputschend auf das zentrale Nervensystem, das Herz arbeitet intensiver und pumpt mehr Blut durch die Adern, wodurch sich der Blutdruck erhöht.

- Koffein regt die Nierentätigkeit an, schwemmt damit verstärkt körpereigenes Gewebewasser aus, was schlimmstenfalls zur innerlichen Austrocknung führt. Die meisten Menschen wissen nicht, daß die Flüssigkeit koffeinhaltiger Getränke (Kaffee, Cola, schwarzer Tee) im Körper nicht frei zur Verfügung steht, sondern zu einem großen Teil unmittelbar wieder ausgeschieden wird. Durch den hohen Anteil von Röststoffen ist dieser Effekt bei Kaffee besonders groß.

  Koffein stört den Mineralstoffwechsel der Knochen, weil es die Balance zwischen Phosphor und Calcium, die für gesunde, kräftige Knochen sorgen, aus dem Gleichgewicht bringt. Die Folge ist ein brüchiges Skelett, was besonders für die Menschen, die an Osteoporose leiden, gefährlich ist.

- Letztendlich ist Koffein ein starker Säurelocker, das heißt, daß es die Produktion von Magensäure anregt, was zu Magenschleimhautentzündungen und Magengeschwüren führen kann.

Rooibostee enthält kein Koffein, keinerlei schädliche Rückstände, keine giftigen Alkaloide und eine nur geringe Menge an Tannin.

Anwendungsfelder

Lassen wir den Vater der Rooibostee-Vermarktung, den Arzt und Botaniker Dr. Petter le Fras Nortier, zu Wort kommen. Er beschrieb schon vor 70 Jahren die gesundheitlichen Wirkungen des Rooibostees:

„Neben der Tatsache, daß Rooibostee ein sehr erfrischendes südafrikanisches Nationalgetränk ist, kann ich ihn auch vertrauensvoll als Therapeutikum empfehlen. Besonders bemerkenswert war, daß, wenn meine Patienten mit muskulären Beschwerden Rooibostee in Ergänzung zu einer konventionellen Behandlung zu sich nahmen, ihre Muskelschmerzen weniger wurden.

Rooibostee enthält keine Alkaloide, er enthält kein Koffein. Durch dieses Fehlen von giftigen Substanzen ist er völlig harmlos für Menschen, die an Verdauungsstörungen, Schlaflosigkeit und Herzbeschwerden leiden."

Bei wissenschaftlichen Untersuchungen der verschiedenen Heilpflanzen hat sich immer wieder gezeigt, daß eine Arzneipflanze als Ganzes anders wirkt als ihre isolierten Wirkstoffe. Das liegt daran, daß sich die Inhaltsstoffe gegenseitig beeinflussen und ihre Effizienz (Wirkkraft) dadurch noch gesteigert wird.

Auch bei Rooibostee ist dies so. Er unterstützt wirkungsvoll die Behandlung von Allergien, Hautproblemen, Beschwerden des Verdauungssystems und Problemen des Herz-Kreislauf-Systems. Und er hilft bei vielen anderen Beschwerden wie Kopfschmerzen, Muskelschmerzen, Nervosität, Schlafstörungen, depressiven Verstimmungen, die häufig Begleiterscheinung einer ungesunden und krank machenden Streßverarbeitung sind.

Immunkompetenz

Vom heutigen Stand der Forschung her ist es erwiesen, daß die Inhaltsstoffe des Rooibostees die Abwehrkräfte des Körpers stärken und seine Selbstheilungskräfte aktivieren. Seine Wirkstoffe trainieren das Immunsystem und sie bieten Schutz vor freien Radikalen.

Was ist das Immunsystem?

Das Immunsystem ist ein kompliziertes Schutzsystem, das rund 10 Millionen verschiedene Angreifer bekämpfen kann. Es beschützt den Körper vor seinen inneren und äußeren Feinden. Innere Feinde sind die körpereigenen Abfallprodukte, die entsorgt werden müssen. Äußere Feinde sind die Gifte und Schadstoffe sowie Krankheitserreger, die die Gesundheit des Körpers bedrohen.

Das Immunsystem muß immer fehlerfrei funktionieren, wenn man gesund bleiben will. Überlebt auch nur ein Krankheitserreger, kann er sich in einer Zelle einnisten, sich vermehren und weitere Zellen in Besitz nehmen, der Mensch wird krank. Seine Hauptaufgaben erfüllt das Abwehrsystem dort, wo Angreifer am ehesten eindringen können, also im Darm, der Lunge und der Haut.

Abwehrschwäche

Ein Defekt im Immunsystem wird dann vermutet, wenn jemand oft und lange an Infekten leidet, beispielsweise immer wieder Erkrankungen der Nasenschleimhäute, des Rachens, der Ohren, der Lungen, der Haut, des Magens und/oder des Darms auftreten. Umweltgifte, Nikotin, Alkohol, falsche und ungesunde Ernährung, übermäßige Sonnenbestrahlung, die Behandlung mit Antibiotika und/oder negativer Streß wie körperliche, berufliche und seelische Überforderung schwächen ebenfalls die körpereigene Abwehr. Bei allen diesen Vorgängen entstehen freie Radikale im Übermaß. Sie müssen bekämpft werden. Wenn die freien Radikale nicht durch Antioxidantien aus dem Verkehr gezogen werden, schädigen sie den Stoffwechsel der Zellen und somit die Gesundheit.

Jeder kann sein Immunsystem durch geeignete Maßnahmen stärken und ihm helfen, sich gegen die Vielzahl der angreifenden Gifte zu wehren. Dazu gehört zu allererst eine gesunde Lebensweise mit gesunder Nahrung und Getränken, die die Gesundheit nicht belasten, sondern fördern.

Rooibostee kann man täglich trinken, denn ihm fehlen belastende Inhaltsstoffe, seine Wirkstoffe stärken die körpereigene Abwehr und sorgen für eine robuste Gesundheit.

Was sind freie Radikale ?

Freie Radikale sind Moleküle, die nicht „komplett“ sind. So besteht zum Beispiel ein Sauerstoffmolekül normalerweise aus zwei Atomen Sauerstoff. Ein einzelnes Atom Sauerstoff versucht mit allen Mitteln, sich mit einem weiteren Sauerstoffatom zu verbinden, es ist ein freies Radikal.

Stellen Sie sich die freien Radikale quasi als „wildgewordene“ Elementarteilchen vor, die sich um jeden Preis vervollständigen wollen. Dabei sind sie äußerst aggressiv und rücksichtslos, es ist ihnen egal, wo sie z. B. ihr fehlendes Sauerstoffatom her bekommen. Sie entreißen fehlende Atome oder Elektronen aus intakten Molekülen und schädigen diese.

Eine mögliche Schädigung ist die Oxidation. Der Vorgang der Oxidation ist jedem aus dem Alltag bekannt: Eisen rostet, Kupferdächer werden durch die Reaktion mit dem Sauerstoff der Luft grün, Messing läuft dunkel an, die Schnittflächen von Äpfeln oder Birnen verfärben sich, Fette werden ranzig.

Vergleichbare Wirkungen haben Oxidationen im Stoffwechsel. Handelt es sich bei den geschädigten Molekülen um Fettsäuren, oxidieren diese und bilden unlösliche Ablagerungen in den Arterienwänden, die Arteriosklerose beginnt. Handelt es sich bei den beschädigten Molekülen um Funktionseiweiße in unseren Körperzellen, ist deren Lebensfunktion beeinträchtigt, sie sterben frühzeitig ab.

Freie Radikale schädigen also Zellen und beschleunigen deren Alterung, sie schwächen das Immunsystem und können das Erbgut so verändern, daß Zellen anfangen, unendlich zu wachsen; ein Tumor ist entstanden.

Woher kommen freie Radikale?

Freie Radikale entstehen als natürliche Abfallprodukte der Stoffwechselvorgänge im Körper oder durch energiereiche Strahlung wie UV-B-Strahlung in der Haut und durch Umweltgifte, die wir durch Luftverschmutzung oder Nahrungsmittelbelastungen zu uns nehmen.

Der Mensch ist zum Teil selbst für die Belastung mit freien Radikalen verantwortlich: bei andauernder Hektik und lange anhaltendem, negativen Streß stehen der Körper und sein Stoffwechsel unter ständiger Hochspannung. Dadurch entstehen zusätzliche Mengen freier Radikale, die der Körper nicht mehr alleine abwehren kann. Kommen noch eine unvernünftige, ungesunde Ernährung und Risikofaktoren wie Bewegungsmangel, Rauchen, Übergewicht und chronische Erkrankungen hinzu, schließt sich der Teufelskreis und der Mensch wird ein Opfer seiner Lebensumstände, anstatt sie zu beherrschen und zu steuern.

Die Wirkung von Antioxidantien

Antioxidantien verhindern die körperlichen Schäden. Sie bieten den freien Radikalen „selbstlos" die fehlenden Elektronen an, machen sie damit unschädlich, wobei sie allerdings selbst zugrunde gehen. Zu den Antioxidantien gehören die Vitamine Beta-Carotin (Vorstufe des Vitamins A), C und E sowie die Spurenelemente Selen, Magnesium, Silicium, Zink, Mangan und Kupfer, aber auch die Flavone aus der Gruppe der sekundären Pflanzenstoffe. Sie alle ziehen freie Radikale aus dem Verkehr.

Antioxidantien sind in bemerkenswerter Fülle im Rooibostee vorhanden in Form der Flavone und Flavonoide Aspalathin, Nothofagin, Quercetin, Isoquercetin, Luteolin, Orientin, Isorientin und Rutin.

Aspalathin, das Flavonoid, welches nur in Rooibos vorkommt, wurde in seiner antioxidativen Wirksamkeit bereits mit der von Grüntee verglichen. Grund ist seine außergewöhnliche Fähigkeit, aggressive Superoxidradikale (freie Sauerstoff-Radikale) in Wasserstoffperoxid umzuwandeln, was Voraussetzung dafür ist, diese gefährlichen Stoffe im menschlichen Stoffwechsel unschädlich zu machen.

Bisher gibt es keine Richtlinien, welche Menge an Antioxidantien der Mensch braucht, aber ganz sicher ist sie von seinem Lebensstil abhängig, also davon, wie er sich ernährt, vom Alkohoholkonsum, ob er Raucher ist und wieviel negativem Streß er ausgesetzt ist. Es spielt aber auch eine Rolle, ob man oft Infektionskrankheiten durchmacht, wie alt man ist oder wieviel Freude man an seiner Arbeit und den Lebensumständen hat. Alle diese Faktoren bestimmen das persönliche „Oxidationsstreßniveau“ und damit, wie viele freie Radikale durch den Lebensstil entstehen oder unschädlich gemacht werden können.

Mit Rooibostee verfügen Sie über ein wirkungsvolles Mittel, freie Radikale zu fangen, bevor sie Unheil anrichten können, um gesund und leistungsfähig zu werden oder zu bleiben, denn das Immunsystem wird durch die Vielfalt der Flavone und Flavonoide des Rooibostees äußerst wirkungsvoll in seiner Arbeit unterstützt. Rooibos fehlen belastende Inhaltsstoffe, seine Wirkstoffe stärken die körpereigene Abwehr und sorgen für eine robuste Gesundheit.

Allergien

Ein sehr gut erforschtes Anwendungsgebiet von Rooibostee sind die Allergien. Vor 10 Jahren war erst jeder vierte in irgendeiner Form davon betroffen, heute leidet bereits jeder dritte unter einer Allergie. Allergien sind also auf dem Vormarsch. Umso besser ist es, daß in Form von Rooibostee ein natürliches Mittel zur Verfügung steht, daß keine Nebenwirkungen hat und das Immunsystem sanft unterstützt.

Eine Allergie ist nichts anderes als ein zu heftig und falsch reagierendes Immunsystem. Das Immunsystem des Körpers ist normalerweise in der Lage, körperfremde, schädigende Stoffe (= Antigene) zu erkennen und durch die Bildung von Immunglobulinen (= Antikörper) und sensibilisierte Lymphozyten abzuwehren. Gerät das Immunsystem erneut mit dem gleichen Antigen in Kontakt, leiten die Antikörper die Zerstörung des eindringenden Antigens ein.

Bei einer Allergie erkennt das Immunsystem nicht mehr, ob es sich um einen harmlosen oder einen bedrohlichen Eindringling handelt. Es reagiert auf für den Körper eigentlich völlig unschädliche Substanzen mit einem „hysterischen" Gegenschlag. Bei dem Erstkontakt mit einem Allergen (das ist der Stoff, der später die allergische Reaktion auslöst) wird das Immunsystem sensibilisiert: Das Allergen gelangt in den Körper und wird von den Lymphozyten als bedrohlich klassifiziert. Sie produzieren dann Antikörper, welche sich an Mastzellen, die Histamin enthalten, anlagern.

Allergen-Antikörper-Reaktion

Dringt das Allergen ein zweites Mal in den Körper ein, verankert es sich an den Antikörpern, die wiederum mit den Mastzellen verbunden sind. Die Mastzellen fühlen sich empfindlich gestört durch den „blinden Passagier" und wollen ihn loswerden. Sie schütten ihr Histamin aus, welches die allergischen Symptome hervorruft. Diese Reaktion wiederholt sich jedes Mal, wenn das Allergen wieder auf Mastzellen trifft.

Allergische Symptome

Die allergischen Symptome können sich an jeder Stelle des Körpers bemerkbar machen, innerlich wie äußerlich. Auf der Haut (Rötungen, Ekzeme, juckende Quaddeln), in den oberen Atemwegen (Heuschnupfen, Asthma bronchiale), an den Augen (Entzündungen, tränende, lichtempfindliche Augen), auf den Schleimhäuten des Rachenraums (Schwellungen, Taubheitsgefühle) oder im Magen-Darm-Trakt (Erbrechen, Koliken, Durchfall).

Welche Allergene gibt es?

Die häufigsten Allergene sind Gräserpollen, Baumpollen, Sporen von Schimmelpilzen, Hefen, Hausstaubmilben, Haut- und Haarschuppen von Tierhaaren, Bettfedern, Medikamente, Bestandteile von Bienen- und Wespengift und Inhaltsstoffe von Nahrungsmitteln. Zu den Nahrungsmitteln, die sehr oft allergische Reaktionen provozieren, gehören Milchprodukte, Eier, Erdbeeren, Fisch, Schalentiere, Getreideprodukte und Gewürze. Aber im Prinzip kann jede Substanz eine Allergie auslösen. Egal, ob man sie einatmet (Pollen, Sporen, Hefen, Hausstaubmilben, Tierhaare, Federn, Dämpfe von chemischen Substanzen, zu denen auch der Tabakqualm zählt, Stäube), ißt (Lebensmittel, Konservierungsstoffe, Zusatzstoffe) bzw. als Medikament einnimmt (Penicillin, Salicylsäure, Sulfonamide etc.) oder über die Haut mit ihr in Kontakt kommt (Insektengifte, Pflanzen, Farbstoffe von Textilien, Waschmittel, Seife, Reinigungsmittel, Parfüm etc.).

Behandlung einer Allergie

Zuerst sollte das Allergen identifiziert werden, was recht zeitaufwendig sein kann und nicht immer von Erfolg gekrönt ist. Wenn Sie eine Nahrungsmittelallergie vermuten, beginnen Sie mit einem zweitägigen Fasten und essen dann kontrolliert die Lebensmittel in isolierter Form, so daß Sie feststellen können, nach welchem Lebensmittel die allergischen Symptome auftreten. Wenn Sie damit keinen Erfolg haben, sollten Sie einen Facharzt aufsuchen, der verschiedene Untersuchungen anordnen wird. Die einfachste ist ein Prick-Test. Dafür wird die

Haut oberflächlich eingeritzt und Tropfen möglicher allergieauslösender Substanzen aufgeträufelt. Wenn eine Rötung oder Quaddelbildung sichtbar wird, ist das Allergen mit einer hohen Wahrscheinlichkeit identifiziert. Andere konventionelle Methoden sind Provokationstests (hauptsächlich bei Pollenallergien) oder Blutuntersuchungen. Es gibt aber auch alternative Methoden zur Diagnose wie die Kinesiologie, die sich bei dieser Erkrankung bereits oft bewährt hat.

Die Behandlungsmöglichkeiten sind vielfältig, oft führt nur ein ganzheitlicher Ansatz mit verschiedenen, auch „alternativen" Maßnahmen zum Erfolg. Zunächst wird man versuchen, das auslösende Allergen zu meiden. Das ist manchmal gar nicht so einfach, wie es sich zunächst anhört. Bei einer Nahrungsmittel- oder Medikamentenallergie wird es, wenn auch oft mit hohem Aufwand, möglich sein. Aber was ist bei einer Pollenallergie? Die Pollen können unter Umständen mehrere hundert Kilometer weit fliegen. Die Auslöser der Allergien gegen Schimmelpilze, Tierhaare und Hausstaubmilben sind fast allgegenwärtig, man kann den Kontakt mit ihnen kaum vermeiden.

Oft wird eine Hyposensibilisierung empfohlen, um die Empfindlichkeit gegen eine bestimmte Substanz zu verringern. Sie dauert oft mehrere Jahre schlägt leider nicht immer an.

Es gibt Medikamente, die die allergischen Symptome unterdrücken. Damit ist die Erkrankung allerdings nicht ursächlich geheilt. Wer sich von einer Allergie auf Dauer befreien will, muß dafür sorgen, daß das Immunsystem stabilisiert wird, also nicht mehr überschießend auf alltägliche Stoffe reagiert. Dies leisten nur sanfte Methoden, die das Problem ganzheitlich angehen.

Die Anlage oder Prädisposition für eine Allergie kann ererbt sein. Das Ausbrechen der Allergie ist damit jedoch unumstößlich festgelegt. Die Wahrscheinlichkeit des Auftretens allergischer Symptome ist so lange gering, wie das Immunsystem eindeutig zwischen schädigenden Substanzen und ungefährlichen Stoffen unterscheiden kann. Halten die Abwehrkräfte des gesunden Körpers den täglichen Streßeinwirkungen und Belastungen durch Schadstoffe stand, bleibt man von allergischen Symptomen verschont.

Die Allergie bricht erst dann aus, wenn der sprichwörtliche Tropfen das Faß zum Überlaufen bringt. Meist geht eine chronische Schwächung des Immunsystems durch Überlastung voraus.

Wie hilft Rooibostee bei Allergien?

Lassen Sie es erst gar nicht dazu kommen, stärken und unterstützen Sie Ihr Immunsystem mit Rooibostee. Die Flavonoide Aspalathin und Nothofagin, die im Rooibostee mengenmäßig an erster Stelle stehen, haben auf lange Sicht eine das Immunsystem umerziehende Wirkung. Das bedeutet, daß es die eigentlich unschädlichen Stoffe dann auch als solche erkennt, und nicht überschießend allergisch reagiert.

Liegt bereits eine Allergie vor, verringert das Flavonoid Quercetin zusätzlich die Ausschüttung von Histaminen aus den Mastzellen, wodurch die allergischen Symptome wie Jucken, Niesreiz, tränende Augen gelindert werden.

Die Spurenelemente Magnesium, Zink, Mangan, Kupfer, Selen und Silicium stimulieren und unterstützen das Immunsystem. Davon enthält Rooibostee schon vier, nämlich Magnesium, Zink, Mangan und Kupfer.

Weil Rooibostee frei von schädlichen Nebenwirkungen ist, können Sie täglich soviel davon trinken, wie Sie wollen. In diesem Fall gilt tatsächlich „viel hilft viel“. Rooibos wird auch besonders gerne von Homöopathen empfehlen, weil er aufgrund seiner Reizarmut eine homöopathische Behandlung nicht stört.

Haut

Allergische Reaktionen äußern sich sehr häufig auf der Hautoberfläche durch Juckreiz, Quaddeln, Rötungen oder Ekzeme. Das allergische Geschehen ist eng verbunden mit dem Stoffwechsel der Haut. Deshalb hilft Rooibostee nicht nur bei Allergien, sondern auch bei der Heilung vieler Hauterkrankungen.

Die Haut ist die Abdeckung der äußeren Körperfläche und hat eine Ausdehnung von ungefähr 1,6 Quadratmetern. Sie ist somit das größte Organ des menschlichen Körpers und hat ganz unterschiedliche Aufgaben. Sie ist Abgrenzung und Schutz zur Außenwelt, reguliert den Wärmehaushalt durch Schwitzen oder Frösteln, ist Atmungs- und Entgiftungsorgan ebenso wie Berührungs- und Kontaktorgan. Die Redensarten

„es ist zum aus der Haut fahren“ oder „mir ist nicht wohl in meiner Haut“ deuten an, daß die Haut auch psychische Befindlichkeiten ausdrückt.

So vielfältig wie ihre Funktionen sind, so vielfältig sind auch die Erscheinungsformen der verschiedenen Beschwerden, die sich über die Haut äußern können. Neurodermitis, Akne, Ekzeme, Warzen, Nesselsucht, Schuppenflechte, Furunkel, Besenreiser, Fieberblasen bis hin zu Melanome sind die sichtbaren Zeugen eines unsichtbaren Geschehens im Stoffwechsel und der Psyche des Menschen. Nicht umsonst heißt es „die Haut ist der Spiegel der Seele“. Dem ist eigentlich nur noch hinzuzufügen „und der Gesundheit der inneren Organe“.

Die Haut ist wohl das verletzungsanfälligste Organ des ganzen Körpers, denn sie wird oft durch kleine Verletzungen (Schnitte, Insektenstiche, Brandwunden) geschädigt. Alle Formen von Strahlung, auch die Sonnenstrahlen, schaden ebenfalls der Haut. Bestenfalls altert sie vorzeitig, schlimmstenfalls entwickelt sich ein Karzinom (= Krebs).

Schutzfunktionen der Haut

Die wichtigste Aufgabe der Haut ist die Schutzfunktion. Sie bildet eine Barriere zwischen der Umwelt und den inneren Organen und schirmt diese vor Verletzungen, schädlichen Sonnenstrahlen und infektiösen Erregern ab. Die Haut ist aber auch ein Sinnesorgan. Dafür ist sie mit einer Vielzahl von Zellen ausgestattet, die auf Berührung, Schmerz, Temperatur, Druck und Juckreiz hochempfindlich reagieren.

Genauso wichtig ist die Haut für die Aufrechterhaltung der Körpertemperatur. Bei zu großer Wärme weiten sich die Blutgefäße der Haut, um die Hitze abzuleiten, und die Schweißdrüsen produzieren vermehrt Flüssigkeit, die beim Verdunsten abkühlend wirkt. Bei Kälte ziehen sich die Hautgefäße zusammen und verringern dadurch die Oberfläche, um so einen weiteren Verlust von Wärme aufzuhalten.

Die Haut enthält auch einen großen Teil der Zellen des Immunsystems und ist dadurch am Abwehrkampf der Immunzellen beteiligt. Zeichen dieser spezifischen Immunreaktion zeigen sich zum Beispiel in Form von Hautveränderungen wie sie bei Masern, Röteln, nach Schutzimpfungen oder als Ekzeme und Juckreiz auftreten. Hautveränderungen sind zwar selten lebensbedrohend, aber viele von ihnen beeinträchtigen das körperliche und seelische Wohlbefinden.

Hauterkrankungen und Rooibostee

Mit Rooibostee steht Ihnen ein völlig ungefährliches, aber hochwirksames pflanzliches Mittel zur Verfügung, das Ihnen bei Entzündungen der Mundschleimhaut und des Zahnfleisches, bei Juckreiz, Ekzemen, Schwellungen, Rötungen, Sonnenbrand und Lichtdermatosen Erleichterung verschafft.

In Südafrika werden vor allem in der Babypflege Salben mit Rooibosauszügen eingesetzt. Gebräuchlich sind auch Lotionen mit Rooibosextrakten, die nach Sonnenbädern das Auftreten von Sonnenbrand verhindern.

Entzündungen der Mundschleimhaut und des Zahnfleisches

Entzündungen der Mundschleimhaut können durch bakterielle oder durch Pilzinfektionen verursacht sein. Bei einer bakteriellen Infektion ist die Schleimhaut glänzend rot und angeschwollen, bei einer Pilzinfektion sind wunde, weißliche Beläge zu erkennen.

Eine Entzündung des Zahnfleisches wird durch die Bakterien des Zahnbelags verursacht. Durch mangelhafte Zahnhygiene bleiben Speisereste am Zahnfleischrand hängen, die ein idealer Nährboden für solche Bakterien sind, die eine Entzündung des Zahnfleisches auslösen.

Die Rooibos-Inhaltsstoffe wirken entzündungshemmend, antibakteriell und begünstigen das Abheilen einer Pilzinfektion. Zusätzlich wirken die Tannine des Rooibostees zusammenziehend auf die Schleimhäute. Dadurch entsteht quasi eine Schutzschicht, die das Eindringen von Erregern erschwert und den Heilungsprozeß beschleunigt.

Bereiten Sie sich dazu aus einem Eßlöffel Rooibostee auf eine Tasse heißes Wasser einen starken Aufguß zu. Lassen Sie ihn abgedeckt fünf Minuten ziehen, dann absieben und etwas abkühlen lassen. Gurgeln Sie und spülen Sie den Mund mehrmals täglich gründlich mit Rooibostee.

Juckreiz

Der Juckreiz ist eine intensive, quälende Reizung der Haut, die die Betroffenen dazu verleitet, sich solange an den befallenen Hautstellen zu kratzen, bis das Jucken aufhört. Dann ist oft die Haut schon blutig aufgekratzt, was zu einer unschönen Narbenbildung führt. Schlimmstenfalls sind die Kratzwunden eine Eintrittspforte für bakterielle Erreger. Der Juckreiz scheint in warmer Umgebung schlimmer zu werden, deshalb wird er nachts als besonders quälend empfunden.

Juckreiz kann viele Ursachen haben. Er kann das Symptom einer allergischen Hautreaktion sein, bei zu trockener Haut auftreten, aber auch das Symptom einer ernsthaften Grunderkrankung sein.

Kalte Umschläge mit Rooibostee lindern den qualvollen Juckreiz. Gießen Sie einen starken Rooibostee auf (zwei bis drei Teelöffel auf eine Tasse heißes Wasser), lassen ihn abkühlen und tränken Sie dann damit ein Leinentuch oder ein Baumwollhandtuch. Wringen Sie es etwas aus und legen Sie es auf die juckenden Stellen. Nach etwa 15 bis 20 Minuten wiederholen Sie diese Anwendung.

Die im Rooibostee enthaltenen Heilstoffe lindern den Juckreiz. Sie hindern die Mastzellen daran, Histamin auszuschütten, welches für den Juckreiz verantwortlich ist.

Ekzeme

Ekzeme sind juckende Entzündungen der Haut, die manchmal mit Schuppungen und Blasenbildung einhergehen. Gelegentlich werden sie durch eine allergische Reaktion in Form einer Kontaktallergie ausgelöst, oft ist aber auch keine Grundursache zu finden.

Den quälenden Juckreiz lindern Sie, wie oben beschrieben, mit kalten Rooibostee-Umschlägen.

Ist das Ekzem durch ein Allergen ausgelöst, versuchen Sie den die allergische Reaktion auslösenden Stoff zu meiden. Und unterstützen Sie Ihr Immunsystem mit dem regelmäßigen Trinken von täglich vier bis sechs (oder mehr) Tassen Rooibostee. Wie Sie wissen, stärkt Rooibostee die körpereigenen Abwehrkräfte.

Windeldermatitis

Die Windeldermatitis entsteht dadurch, daß Urin und Kot die zarte Haut der Säuglinge reizen.

Begünstigt durch das feuchtwarme Klima in der Windel bildet sich leicht ein roter, wunder Hautausschlag.

Behandeln Sie ihn mit Rooibostee-Waschungen und wechseln Sie die Windel Ihres Babys öfter als sonst.

Schwellungen und Rötungen

Schwellungen und Rötungen sind Begleiterscheinungen einer entzündlichen Veränderung des Gewebes, die mit Schmerzen und Erwärmung der betroffenen Bezirke einhergehen.

Auch hier helfen Ihnen wieder Umschläge mit kaltem, starkem Rooibostee, die Sie wie oben beschrieben anwenden. Zusätzlich unterstützt reichliches Trinken von Rooibostee das Abklingen einer Entzündung, weil seine Inhaltsstoffe entzündungshemmend wirken.

Sonnenbrand

Sonnenbrand ist eine entzündliche Veränderung der Haut, die durch übermäßige Sonneneinstrahlung verursacht wird. Die betroffenen Hautbezirke sind schmerzhaft gerötet und sehr berührungsempfindlich. Langes und häufiges Sonnenbaden führt zusätzlich zu einer vorschnellen Alterung der Haut und erhöht das Hautkrebsrisiko erheblich.

Lindern Sie die Begleiterscheinungen eines Sonnenbrands mit Rooibostee-Umschlägen (wie im Abschnitt zum Juckreiz beschrieben), und trinken Sie reichlich Rooibostee, weil seine Inhaltsstoffe entzündungshemmend wirken. Meiden Sie direkte Sonneneinstrahlung und verzichten Sie auf längere Sonnenbäder ohne Sonnenschutz. Bedenken Sie die langfristig schädigenden Auswirkungen auf die Haut.

Lichtdermatose oder Photosensibilität

Die Photosensibilität ist eine abnorme Überempfindlichkeit der Haut gegenüber Sonnenlicht, die sich meistens durch einen blasigen Hautausschlag äußert. Diese Überempfindlichkeit der Haut kann auch durch bestimmte Stoffe (Photosensibilatoren) ausgelöst werden. Die häufigsten sind Medikamente, Farbstoffe, Parfüms, Seifen und Waschmittel.

Ist der Auslöser einer der Photosensibilatoren (was Sie mit einem Hautarzt abklären sollten), dann versuchen Sie, diesen Stoff zu meiden. Tritt die Lichtdermatose unabhängig von einem der genannten möglichen Stoffe auf, dann sollten Sie sich so wenig wie möglich der Sonne aussetzen, besonders nicht tagsüber in der Zeit von 10 Uhr bis 16 Uhr. Benutzen Sie immer ein Sonnenschutzmittel mit einem hohen Lichtschutzfaktor (LSF), am besten auf natürlicher Basis. Probieren Sie spezielle fettfreie Sonnenschutz-Gels.

Die Symptome, also den Ausschlag, behandeln Sie wirkungsvoll mit kalten Rooibostee-Umschlägen (wie im Abschnitt zum Juckreiz beschrieben) und dem vermehrten Trinken von Rooibostee. So wirken seine Inhaltstoffe von innen und außen und unterstützen den Heilungsprozeß.

Verdauungssystem

Im Verdauungssystem wird die Nahrung (Essen und Trinken) in ihre Bestandteile zerlegt mit dem Ziel, die für den Körper verwertbaren Stoffe über die Blut- und Lymphbahnen dem Stoffwechsel zuzuführen und die nicht verwertbaren über den Darm und die Nieren auszuscheiden.

Das Verdauungssystem besteht aus dem Verdauungstrakt (Mund, Rachen, Speiseröhre, Magen, Dünndarm, Dickdarm und Anus) und den angeschlossenen Organen (Mundspeicheldrüsen, Leber und Gallenblase, Bauchspeicheldrüse), die die Verdauungsenzyme bereitstellen.

Erkrankungen können den Verdauungsvorgang beeinträchtigen, indem sie entweder die Passage der Nahrung behindern oder Aufschluß und Aufnahme der Nährstoffe beeinträchtigen.

Das weit gefächerte Bild der Magenkrämpfe, Darmkoliken und Blähungen sind die klassischen Symptome. Diese Beschwerden, auch Koliken und Blähungen bei Säuglingen, können mild und ohne schädigende Nebenwirkung mit Rooibostee behandelt werden.

Die krampflösenden und entzündungshemmenden Wirkstoffe des Rooibostees entspannen die Muskulatur des Darmes und unterstützen das Abklingen einer Entzündung. Sollten die Symptome jedoch länger anhalten, ist eine ernsthafte Erkrankung nicht auszuschließen, und es ist ratsam, sich in ärztliche Behandlung zu begeben.

Magenkrämpfe

Magenkrämpfe werden verursacht durch das heftige Zusammenziehen der Muskulatur des

Magens. Sie können die Begleiterscheinung einer Magenschleimhautentzündung (Gastritis), eines Magengeschwürs oder einfach die Folge einer Überlastung des Magens durch zu viel Nikotin, Alkohol, Koffein oder zu schweres, fettreiches Essen sein.

Schalten Sie die schädigenden Stoffe aus, halten Sie eine den Magen schonende Ernährung ein und trinken Sie reichlich Rooibostee. Seine krampflösenden Wirkstoffe entspannen die Muskulatur des Magens und wirken beruhigend.

Darmkoliken und Durchfall

Darmkoliken sind krampfartige Schmerzen der Muskulatur des Darmes. Sie treten auf bei Durchfallerkrankungen (Diarrhoen) und als Begleiterscheinung von Blähungen. Koliken bei Säuglingen und Babys sind auch als Drei-Monats-Koliken bekannt.

Akuter Durchfall beginnt plötzlich und dauert zwischen einigen Stunden und zwei bis drei Tagen an. Die häufigste Ursache ist eine bakterielle Lebensmittelvergiftung. Es kann aber auch eine Unverträglichkeit bestimmter Lebensmittel vorliegen, oder er wird bei Fernreisen durch die ungewohnte Nahrung ausgelöst. Gefährlich ist der hohe Flüssigkeits- und Elektrolytverlust (Verlust an lebensnotwendigen Mineralien), den Sie unbedingt ausgleichen müssen.

Mit Rooibos steht Ihnen ein wirkungsvoller Tee zur Verfügung, dessen krampflösende und entzündungshemmende Wirkung das Auskurieren einer Darmkolik und einer Diarrhoe unterstützt. Trinken Sie also reichlich Rooibostee, auch um den Flüssigkeits- und Elektolytverlust aufzufangen.

Chronischer Durchfall kann auf eine ernsthafte Grunderkrankung hinweisen oder auch ein Symptom von negativem Streß sein. Lassen Sie die Ursache ärztlich abklären und/oder überlegen Sie, welchen negativen Stressoren Sie ausgesetzt sind. Versuchen Sie diese zu umgehen und seelisch im Gleichgewicht zu leben. Auch hier hilft Ihnen Rooibostee, denn seine beruhigenden Substanzen wirken sich auch positiv auf Ihre Nervenkraft aus.

Blähungen

Blähungen sind durch den After entweichende Gase („Winde“), die im Dickdarm von den dort ansässigen Bakterien aus den Abbauprodukten der Nahrung gebildet werden. Blähungen entstehen auch, wenn man zu hastig ißt und dabei zu viel Luft schluckt, die dann durch den Darm entweicht. Eine ballaststoffreiche Ernährung kann bei empfindlichen Menschen Blähungen verursachen.

Blähungen oder Flatulenzen können sehr schmerzhaft sein, vor allem dann, wenn sie die Begleiterscheinung einer Verdauungsstörung (Dyspepsie), einer entzündlichen Darmerkrankung oder einer Entzündung der Gallenblase sind. Normalerweise sind Flatulenzen harmlos, aber lästig.

Trinken Sie reichlich Rooibostee, weil er den Darm beruhigt und den Abgang der Winde erleichtert.

Herz-Kreislauf-System

Die arterielle Sklerose der Kreislauforgane, also des Herzens und der Blutgefäße, ist heute erheblich häufiger als noch vor wenigen Jahrzehnten. Sie steht an erster Stelle der Todesursachen, gefolgt von Atemwegserkrankungen und Krebs. Das ist vor allem eine Folge der heutigen Lebensweise, geprägt durch Übergewicht, erhöhten Cholesterinspiegel, Rauchen und Bewegungsmangel. Aber auch die genetische Veranlagung (gehäuftes Vorkommen von Herz- und Kreislauferkrankungen in der Familie) und das Geschlecht (Frauen sind bis zur Menopause hormonell geschützt) spielen eine Rolle.

Generell gilt, daß eine gesunde Ernährung, viel Bewegung und körperliches Training das Risiko einer arteriellen Sklerose und die damit verbundenen Erkrankungen des Herz-Kreislaufsystems deutlich vermindern.

Was ist eine Arteriosklerose ?

Sklerose ist ein medizinisches Fachwort, das die Verhärtung von Körpergewebe bezeichnet. Bei einer Arteriosklerose sind die Gefäßwände der Arterien durch Ablagerungen verdickt und verhärtet. Die Ablagerungen bestehen aus Fettsäuren und Cholesterin, die oxidiert sind und sich in die Gefäßwände einlagern (Arterienverkalkung).

Der Durchmesser der Arterien verengt sich, und sie verlieren obendrein noch ihre Elastizität. Die Folge ist, daß das Blut nicht mehr richtig fließen kann und es zu Durchblutungsstörungen kommt. Dadurch wird das umliegende Körpergewebe nicht mehr ausreichend mit Sauerstoff und

Nährstoffen versorgt, letztlich stirbt es sogar ab. Herzinfarkt und Schlaganfall sind die dramatischen Folgen.

Risikofaktor zu hoher Blutdruck

Erhöhter Blutdruck ist immer ein ernstes Warnsignal und kann durch eine Arteriosklerose bedingt sein, weil die zu langsame Fließgeschwindigkeit des Blutes eine erhöhte Pumpleistung des Herzmuskels hervorruft. Das Herz erhöht also den Druck, mit dem das schwerfällig fließende Blut durch die Arterien gepreßt wird.

Risikofaktor Rauchen

Rauchen verengt die Gefäße und greift das „gute" HDL-Cholesterin an. Es steigert das Thromboserisiko und damit auch die Gefahr eines Herzinfarkts oder Schlaganfalls.

Die Rolle des Cholesterins

Fettstoffwechselstörungen wirken sich ebenfalls auf das Risiko einer Arteriosklerose aus. Die Veranlagung dazu wird oft vererbt. Ob es zur Erhöhung des Risikos kommt, hängt aber wesentlich auch von der Ernährung ab, insbesondere davon, wieviel und welche Fette gegessen werden und ob Schutzfaktoren wie Ballaststoffe und Antioxidantien in der Nahrung ausreichend enthalten sind.

Früher zerstritten sich die Wissenschaftler über der Frage, ob tierische oder pflanzliche Fette gesünder sind, ob zum Beispiel Butter oder Margarine besser sei für die Gesundheit. Heute wissen wir, daß nicht die Menge des in den Lebensmitteln vorkommenden Cholesterins alleine entscheidend ist, sondern, ob das Cholesterin oxidiert wird oder nicht. Denn nur oxidierte Fettstoffe verursachen die Verkalkung. Für das Oxidieren des Cholesterins sind wiederum die freien Radikale verantwortlich. Da die Schutzstoffe in Rooibos-Tee vor Oxidation schützen, helfen sie damit auch, Arteriosklerose zu vermeiden.

Risikofaktor Streß

Streß ist ebenfalls ein belastender Faktor bei den Herz-Kreislauferkrankungen. Streß ist aber nicht gleich Streß, jeder Mensch erlebt Belastungen anders. Entscheidend ist, wie der Mensch mit ihn belastenden Situationen umgeht. Was der eine noch als Ansporn und Herausforderung erlebt, kann für den anderen schon eine extrem belastende Situation sein, der er sich nicht mehr gewachsen fühlt.

Entsprechend wird Streß als positiv oder negativ erlebt. Positiver Streß wird Eustreß genannt, negativer Streß auch Distreß. Positiv erlebter Streß ist sogar gesundheitsförderlich, negativer Streß macht dagegen krank. Es werden vermehrt Streßhormone produziert, der Stoffwechsel stellt permanent zu viel Energie zur Verfügung, die ursprünglich für die Flucht- oder Kampfreaktion gedacht war. Die Energie wird nicht benötigt, sie lagert sich zum Teil als Fettstoffe in den Gefäßwänden ab und fördert so die Arteriosklerose. Außerdem führt Streß zum ungesunden Ansteigen des Blutdrucks.

Risikofaktor Übergewicht

Übergewicht ist meistens durch eine falsche Ernährung verursacht und häufig mit Bewegungsmangel verbunden. Beides fördert die Ablagerung von schädlichen Blutfetten an den Arterienwänden und begünstigt somit eine Arteriosklerose mit allen ihren Folgeerscheinungen. Rooibos hilft, das Körpergewicht zu kontrollieren, denn er kann gut ungesüßt getrunken werden und liefert damit Null Kalorien!

Wie beugt Rooibostee Arteriosklerose vor?

Rooibostee enthält wirksame Stoffe gegen eine Arterienverkalkung, nämlich die Vielzahl der Flavone und Flavonoide, die die freien Radikale hemmen sowie den Wirkstoff Rutin. Rutin erhöht die Fließgeschwindigkeit des Blutes und vermindert die Durchlässigkeit der Arterienwände. Rutin ist als wirksamer Bestandteil der Roßkastanie bekannt, mit der Durchblutungsstörungen und Venenprobleme behandelt werden.

Wenn Sie Rooibostee trinken, schlagen Sie gleich drei Fliegen mit einer Klappe: Rutin stärkt Adern und Arterien, gleichzeitig bindet Rooibostee die freien Radikale, die nicht nur die Zellalterung beschleunigen, sondern auch das Cholesterin oxidieren. Außerdem verhilft Rooibostee Ihnen zur positiven Entspannung in negativen Streßsituationen, denn er enthält ja Substanzen, die die Ausschüttung von Serotonin (dem sogenannten „Glückshormon“) fördern.

Schmerzen

Rooibos ist natürlich kein Narkotikum, aber einige der Inhaltsstoffe unterstützen die Linderung von Schmerzen.

Kopfschmerzen

Kopfschmerzen haben die verschiedensten Ursachen und Ausprägungen und sind eine der häufigsten Schmerzarten überhaupt. Sie können im gesamten Kopf verspürt werden oder auch nur in einem abgegrenzten Bereich, z.B. im Nacken, hinter der Stirn oder an einer Seite. Viele Kopfschmerzen sind eine Reaktion auf negative Stimulantien wie Unterzuckerung durch Hunger, Wetterfühligkeit, Alkohol- und/oder Nikotinmißbrauch, Sauerstoffmangel, Lärm oder Aufregung. Diese Art Kopfschmerzen vergeht nach einiger Zeit wieder, wenn die Ursache ausgeräumt wurde.

Auch Spannungskopfschmerzen sind weit verbreitet. Sie sind meistens durch Verhärtungen der Gesichts-, Hals oder Kopfhautmuskulatur verursacht, die wiederum die Folge einer schlechten Körperhaltung oder generell einer ungünstigen, einseitigen Sitzhaltung am Arbeitsplatz sein können. Seelische Belastungen können ebenfalls zu Verspannungen und Verhärtungen der Kopf-, Hals- und Schultermuskeln führen. Hier hilft Rooibostee, denn seine Flavonoide regen die vermehrte Ausschüttung von Serotonin an, ein Hormon, das natürlich schmerzhemmend wirkt.

Muskelschmerzen

Muskelschmerzen können ein ganz banaler Muskelkater sein, aber auch auf eine rheumatische Erkrankung hinweisen. Hier gilt das gleiche wie bei der Behandlung von Spannungskopfschmerzen.

Nerven

Die Nerven bemerkt man eigentlich immer erst dann, wenn man „keine Nerven mehr hat". Damit es nicht so weit kommt, hilft das tägliche Trinken von Rooibos sanft und ohne Nebenwirkungen.

Nervosität und Schlafstörungen

Die Umgangssprache beschreibt denjenigen Menschen als nervös, der durch einen gesteigerten Antrieb und Bewegungsdrang auffällt; der ständig auf dem Sprung ist, wie getrieben wirkt oder totale Hektik verbreitet. Nervöse Menschen leiden oft an Schlafstörungen, sei es, daß sie nicht einschlafen oder nicht durchschlafen können. Die Ursachen sind sehr vielfältig, meistens jedoch durch lange andauernden negativen Streß bedingt. Das können Überforderung am Arbeitsplatz, Perfektionismus, belastende Situationen, Lebenskrisen und vieles mehr sein. Rooibostee ist ein idealer Ersatz für auf- und anregende Getränke, der ohne Probleme auch abends genossen werden kann. Er wird besonders gerne von Menschen getrunken, die nervös veranlagt sind.

Negativer Streß

Negativer Streß führt zu einer Beeinträchtigung des körperlichen und seelischen Wohlergehens. Bei Streßbelastungen reagiert der Stoffwechsel mit einer gesteigerten Produktion der Hormone Cortisol und Adrenalin, die den Körper wie unter Hochspannung stehen lassen. Die ständige Streßbelastung kann auf Dauer Symptome wie Ängste, Depressionen, Schlafstörungen, Verdauungsbeschwerden, Magen-Darm-Geschwüre, Herzrasen, Muskelschmerzen und Verhärtungen auslösen sowie die Entstehung einer Arteriosklerose fördern.

In erster Linie sollten Sie versuchen, Ihre persönlichen Stressoren herauszufinden und möglichst auszuschalten. Unterstützend können Ihnen hierbei die verschiedenen Entspannungstechniken (z.B. Meditation, autogenes Training, Yoga) helfen. Und natürlich Rooibostee, der aufgrund seiner Wirkstoffe das gesamte Nervensystem entspannt. In Südafrika gehört Rooibostee schon lange zur konventionellen Behandlung nervöser Befindlichkeiten.

Depressive Verstimmungen

Eine depressive Verstimmung ist nicht mit einer echten Depression zu verwechseln, denn diese gehört in die fachärztliche Behandlung. Man muß allerdings nicht ständig gut gelaunt oder andauernd im Leistungshoch sein, man darf auch mal traurig sein oder einfach keine Lust haben. Das Wetter kann die Stimmungslage stark beeinflussen, Dauerregen oder die dunkle Jahreszeit fördern bei vielen ein lustloses Grundgefühl.

Die meisten Menschen haben solche Empfindungen von Zeit zu Zeit. Kritisch wird es, wenn Gefühle von Hoffnungslosigkeit, Pessimismus und Interesselosigkeit am Leben selbst überhand nehmen und zu einem Dauerzustand werden.

Wenn Sie täglich Ihren Rooibostee trinken, werden Sie solche Stimmungstiefs erst gar nicht erleben, denn die Flavonoide Quercetin und Isoquerctin haben eine stimmungsaufhellende Wirkung: sie bewirken zunächst eine Hemmung der Produktion des Enzyms Monoamonioxidase (MAO). Dies hat eine vermehrte Ausschüttung von Serotonin, dem „Glückshormon“, zur Folge, so daß man sich auf ganz natürliche Weise gut fühlt.

Zubereitung von Rooibostee

Übergießen Sie für eine Tasse je einen Teelöffel Rooibostee mit kochendem Wasser und lassen Sie ihn je nach gewünschter Intensität drei bis fünf Minuten ziehen. Dann absieben und heiß oder kalt genießen.

Rooibostee hat den Vorteil, daß Sie auch größere Mengen vorbereiten können, denn er läßt sich problemlos wieder erhitzen, ohne an Geschmack zu verlieren oder einen unangenehmen Beigeschmack zu entwickeln. Man kann ihn wie grünen oder roten Tee bis zu dreimal aufgießen. Nur sollte er bei den Folgeaufgüssen kürzer ziehen.

Rooibostee ist zu jeder Tageszeit ein ausgezeichneter Durstlöscher, ob heiß oder kalt, ob am Morgen, in der Mittagszeit, am Abend oder vor dem Schlafengehen. Er verliert durch Stehenlassen nicht an Geschmack und eignet sich wunderbar für Eistees. Aber auch zum Kochen läßt er sich einsetzen, z.B. als Soßengrundlage. Fleisch wird schön zart, wenn man es in einem Sud auf der Basis von Rooibos einlegt.

Rezeptideen

Ganz einfach können Sie Ihrem Rooibostee eine besondere Note verleihen, wenn Sie Gewürze verwenden, zum Beispiel Sternanis, Ingwer, Nelken, frische Minze, Vanilleschote, Zimtstange. Probieren Sie es aus, lassen Sie Ihrer Phantasie freien Lauf und überraschen Sie sich, Ihre Familie und Ihre Gäste mit immer neuen Geschmackskreationen.

Rooibostee ist die ideale Grundlage für viele Zubereitungen, er verleiht ihnen Geschmack und Farbe. Im Prinzip können Sie fast jedes Rezept mit Rooibostee abwandeln, ersetzen Sie einfach die benötigte Flüssigkeit durch Rooibostee, und Sie werden ganz neue Geschmackserlebnisse erfahren. Die folgenden Rezepte möchten Ihnen nur einige Anregungen für Ihre eigenen Kreationen geben.

Rooibosbowle für heiße Sommertage

Zutaten:

1 Liter starker, kalter Rooibostee
0,5 Liter Ananassaft
500 g Erdbeeren
1 frische Ananas
Agavendicksaft oder Zucker nach Geschmack
0,5 Liter Mineralwasser
0,5 Liter Ginger Ale

Zubereitung:

Rooibostee und Ananassaft in ein großes Gefäß mit mindestens drei Litern Fassungsvermögen geben. Erdbeeren waschen und putzen, evtl. halbieren. Die Ananas schälen, von den Augen befreien, der Länge nach vierteln, den mittleren Strunk entfernen und das Fruchtfleisch würfeln. Das Obst zu dem Bowlenansatz geben, eventuell süßen und gut durchkühlen lassen.

Vor dem Servieren Mineralwasser und Ginger Ale zugießen.

Rooibos-Punsch für kalte Winterabende

Zutaten:

1 Liter starker, heißer Rooibostee
fein abgeschälte Schale von 2 unbehandelten Orangen und Zitronen
2 Nelken, 2 Zimtstangen, 1 Sternanis
0,75 Liter Apfelsaft
Saft von 4 Orangen und 1 Zitrone
zum Süßen Honig oder Agavendicksaft
einige schmale Orangenscheiben

Zubereitung:

Rooibostee mit Orangen- sowie Zitronenschale und den Gewürzen bis zum Siedepunkt erhitzen. 30 Minuten ziehen lassen, danach absieben.

Apfel-, Orangen- und Zitronensaft zufügen, nach Geschmack süßen und nochmals auf Trinktemperatur erhitzen. Mit Orangenscheiben garniert servieren.

Kalte Tomatencremesuppe

Zutaten:

4 reife Fleischtomaten
0,4 Liter starker, kalter Rooibostee
Saft von ½ Zitrone
2 Eßlöffel Olivenöl
1 gelbe Paprika
1 frische, grüne Pfefferschote
1 kleine Zwiebel, fein gehackt
1 Knoblauchzehe, fein gehackt
Pfeffer, Salz
½ Bund Basilikum, in schmale Streifen geschnitten

Zubereitung:

Tomaten heiß überbrühen, enthäuten und grob würfeln. Rooibostee, Zitronensaft und Olivenöl zufügen. Mit dem Pürierstab sämig zerkleinern. Kalt stellen. Paprika und Pfefferschote waschen, halbieren, entkernen und in kleine Würfel schneiden. Mit den Zwiebel- und Knoblauchwürfeln zur Suppe geben. Kräftig abschmecken und gut durchkühlen lassen. Mit Basilikum garniert servieren.

Linsencremesuppe

Zutaten:

250 g braune Linsen
1,5 Liter starker Rooibostee
1 bis 2 Eßlöffel gekörnte Gemüsebrühe
1 Zwiebel, gewürfelt
1 Lorbeerblatt
2 Eßlöffel Kräuteressig
2 Teelöffel Thymian
Pfeffer, Salz
100 g Crème fraîche

Zubereitung:

Linsen waschen und mit Rooibostee, Gemüsebrühe, Zwiebel und Lorbeerblatt in einen Topf geben, aufkochen und bei kleiner Hitze 1 bis 1½ Stunden so lange garen, bis die Linsen weich sind. Lorbeerblatt entfernen und die Suppe pürieren.

Mit Essig, Thymian, Pfeffer und Salz abschmecken, zum Schluß Crème fraîche unterrühren.

Hähnchenbrust mariniert

Für die Marinade:
0,2 Liter starker, kalter Rooibostee
je 1 Teelöffel Senfpulver sowie Thymian und Rosmarin, getrocknet
1 Knoblauchzehe, durchgepreßt

4 Hähnchenbrustfilets
Pfeffer, Salz
Mehl zum Bestäuben
Sonnenblumenöl

Zubereitung:

Alle Zutaten für die Marinade verrühren, die Hähnchenbrustfilets darin einlegen und über Nacht abgedeckt ziehen lassen. Aus der Marinade nehmen und trockentupfen. Sparsam pfeffern, salzen und mit Mehl bestäuben. In Sonnenblumenöl bei mittlerer Hitze von allen Seiten anbraten und langsam schmoren lassen. Nach Belieben etwas Marinade angießen.

Süßsaures Schweinefleisch

Für die Marinade:
0,2 Liter starker, kalter Rooibostee
5 Eßlöffel Sojasauce
1 Stück frischer Ingwer, geschält und geraspelt

600 g Schweineschnitzel
Sojaöl zum Anbraten
1 rote Paprika, in Streifen
1 grüne Paprika, in Streifen
1 Dose (425 ml) Ananasstücke, abgetropft
aufgefangener Ananassaft
Salz, Pfeffer, Ingwer, Sojasauce
3 Eßlöffel saure Sahne

Zubereitung:

Für die Marinade alle Zutaten mischen. Das Fleisch in schmale Streifen schneiden, zur Marinade geben und 5 bis 6 Stunden (oder über Nacht) zugedeckt ziehen lassen. Fleisch aus der Marinade nehmen und trockentupfen. In Sojaöl bei mittlerer Hitze von allen Seiten anbraten. Paprikastreifen mitschmoren, dann die Ananasstücke zufügen. Die Marinade und den Ananassaft zugeben, ggf. nachwürzen. Zum Schluß die saure Sahne unterrühren.

Rote Grütze

Zutaten:

200 g Himbeeren
200 g Erdbeeren
200 g Sauerkirschen
100 g Heidelbeeren
(oder alternativ 700 g rote Früchte nach Wahl, z.B. auch rote Johannisbeeren oder Zwetschgen)
0,5 Liter starker Rooibostee
0,1 Liter Orangensaft
100 g Zucker oder Honig
je 1 Messerspitze gemahlener Zimt, Nelken, Kardamom
6-8 Eßlöffel kalter Rooibostee
3-4 gestrichene Eßlöffel Speisestärke

Zubereitung:

Die Früchte waschen und verlesen, Kirschen entsteinen. Rooibostee, Orangensaft, Süßungsmittel und Gewürze zum Kochen bringen, mit der in kaltem Rooibostee angerührten Speisestärke binden und nochmals unter Rühren aufkochen. Die vorbereiteten Früchte unterheben. Abkühlen lassen, dann im Kühlschrank erkalten lassen, dabei ab und zu vorsichtig umrühren.

Rooibosgelee mit Erdbeeren

Zutaten:

500 g Erdbeeren
6 Blatt rote Gelatine
0,25 Liter starker, kalter Rooibostee
0,2 Liter Apfelsaft
100 g Puderzucker

Zubereitung:

Erdbeeren waschen, putzen und halbieren. Die Gelatine 5 Minuten in kaltem Wasser einweichen, herausnehmen und tropfnaß in einem Topf bei kleiner Hitze vorsichtig auflösen. Rooibostee, Apfelsaft und Puderzucker verquirlen und die aufgelöste Gelatine unter kräftigem Rühren hinzufügen. Die Flüssigkeit in eine Schüssel oder in Portionsschalen gießen und die Erdbeeren zugeben. Im Kühlschrank erstarren lassen.

Vor dem Servieren die Schüssel oder die Schalen kurz in heißes Wasser tauchen und das Gelee auf Teller stürzen.

(Die Gelatine kann man durch das rein pflanzliche Geliermittel Agar-Agar ersetzten.)

Bezugsquellen

Rooibos-Tee lose und in Filterbeuteln erhalten Sie in Reformhäusern, Naturkostgeschäften, Teeläden, Apotheken und im Versandhandel. Die Qualität ist durchgängig ausgezeichnet, Verfälschungen kaum festzustellen. Es gibt eine große Zahl schmackhafter Mischungen und sogar fertige Tee-Mixgetränke. Neuerdings werden auch unfermentierte Qualitäten als sogenannter „Grüner Rooibos“ oder „Greenbos“ und zunehmend Rotbuschtee aus Ökoanbau angeboten.

Dethlefsen & Balk GmbH - Teekultur seit 1836
Moorfleeter Straße 40, 22113 Hamburg
Tel.: 040-7310730 Fax: 04073107320
eMail: Office@DB-HH.de
www.dethlefsen-balk.de
- Abgabe nur an den Fachhandel

Heuschrecke Naturkost GmbH
Redcarstr. 50 a, 53842 Troisdorf
Tel.: 02241-397260 Fax: 02241-3972699
www.heuschrecke.com
- Groß- und Versandhandel mit über 150 Sorten Grün-, Schwarz-, Kräutertees aus Öko-Anbau

Mount Everest Tea Company GmbH
Daimlerstr. 13
25337 Elsmhorn
Tel: 04121-79126 Fax: 04121-438879
eMail: info@mount-everest-tea.de
- Abgabe nur an Wiederverkäufer

Salus-Schoenenberger Firmengruppe
Bahnhofstr. 24, 83052 Bruckmühl
Tel.: 08062-9010 Fax: 08062-9197
www.salus.de
- Bio Rooibos aus kontrolliert ökologischem Anbau und in vielen köstlichen Sorten exklusiv in allen neuform-Reformhäusern

Teegalerie München
Wendl-Dietrich-Str. 7, 80634 München
Tel.: 089-21583763 Fax: 089-21583764
www.teegalerie.de
- Rooibos, Greenbos, Honeybush, ökologischer Tee – Bestellung per Katalog oder Internet

Teekontor am Rathaus
Rathausstraße 1
36088 Hünfeld
Tel.: 06652-8930 Fax: 06652-919506
- Versand von Rooibos und Honeybush – z.B. 10 ausgesuchte Sorten zum Kennenlernen